CONGRÈS DE MÉDECINE DE 1900

SECTION DE CHIRURGIE GÉNÉRALE

COMMUNICATION

SUR LE

TRAITEMENT

des Rétrécissements œsophagiens

PAR

L'ÉLECTROLYSE LINÉAIRE

par le Dr **J.-A. FORT**, de Paris

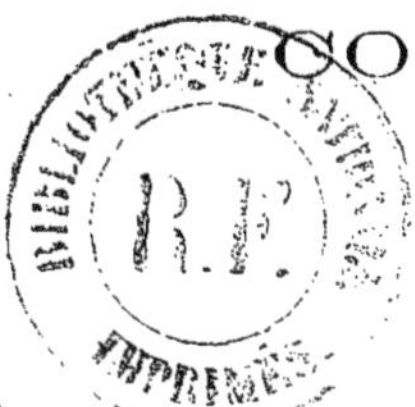

PARIS

IMPRIMERIE V. GOUPY, G. MAURIN SUCCESSEUR

71, RUE DE RENNES, 71

1900

Communication du Dr **J.-A. FORT** (de Paris)

Du Traitement des Rétrécissements œsophagiens par l'Électrolyse linéaire

J'emploie l'*électrolyse linéaire* dans le traitement des rétrécissements œsophagiens depuis une douzaine d'années environ.

Ces rétrécissements sont de plusieurs sortes.

Les uns survenant spontanément, plus ou moins lentement, sont généralement *organiques*. Ce sont des dégénérescences de la paroi de l'œsophage, *épithéliales* principalement.

Les autres, *cicatriciels*, à évolution plus rapide, sont généralement produits par l'ingestion de liquides caustiques, la potasse principalement.

J'ai rencontré, en outre, des rétrécissements qui ne sont pas produits par des brûlures et qui ne sont pas dus à la dégénérescence des parois œsophagiennes. Je pense que ce sont des rétrécissements inflammatoires, se développant lentement, et d'origine assez obscure. J'ai été consulté par un négociant de Gand qui porte un rétrécissement œsophagien depuis vingt ans. J'ai vu récemment un riche financier, avenue de l'Alma, qui ne peut se nourrir autrement qu'avec une sonde œsophagienne depuis plus de trente ans, à cause d'un rétrécissement œsophagien. J'ai dilaté un valet de chambre, habitant Versailles, affecté de rétrécissement œsophagien depuis une quinzaine d'années. Enfin j'ai traité, l'année dernière, la femme d'un maréchal de logis de gendarmerie du département du Doubs, pour un rétrécissement analogue.

Rétrécissements organiques.

Il m'est arrivé maintes fois de recevoir des malades *in extremis* pour ainsi dire, la bougie la plus fine ne pouvant pénétrer. Il n'y a rien à faire dans ces cas. Le malade est tellement amaigri et affaibli que la gastrostomie ne peut même pas être proposée.

Mais le plus souvent il n'en est pas ainsi, et le malade peut encore se nourrir de liquides : lait, bouillon, chocolat, et œufs crus.

Dans ces cas, je mesure le diamètre et la longueur du ou des rétrécissements au moyen de bougies et de boules d'ivoire.

Je prends alors un électrolyseur œsophagien, construit sur le modèle de mon électrolyseur urétral, avec cette seule différence qu'il est plus long. La hauteur de la lame est proportionnée aux dimensions du rétrécissement.

Après avoir mesuré la distance qui sépare les incisives du rétrécissement, j'introduis l'électrolyseur dans l'œsophage de manière à placer la lame de platine, qui fait saillie sur l'électrolyseur, exactement sur le point rétréci. Je développe alors le courant continu que je porte à 20 et 25 milliampères. Au moyen d'une pression très douce, je franchis le rétrécissement dans lequel mon instrument trace un sillon.

Après cette opération, j'introduis une bougie œsophagienne proportionnée au calibre du rétrécissement et j'obtiens un certain degré de dilatation.

Je recommence tous les deux ou trois jours, selon l'état du malade, j'élargis le rétrécissement insensiblement, et, généralement, après un nombre de séances qui varie de six à dix en moyenne, j'obtiens une dilatation suffisante pour permettre au malade de se nourrir convenablement et d'augmenter de poids.

Lorsque, pendant le traitement, l'alimentation du malade me paraît tout à fait insuffisante, je lui fais une injection stomacale, au moyen de sondes, d'une bouillie alimentaire, composée de jaunes d'œufs, de sucre, de bouillon et de poudre de viande. Cette injection a lieu après chaque séance d'électrolyse linéaire.

Avec ce traitement, j'arrive à mettre le malade en état de s'alimenter plus ou moins convenablement. On maintient la dilatation au moyen de bougies.

Ce n'est pas une guérison, loin de là, mais une grande amélioration. On donne ainsi de la survie aux malades, ce qui n'est pas à dédaigner.

Malheureusement, elle n'est pas de très longue durée, mais on peut prolonger la vie du malade, voué à une mort certaine, pendant six mois, un an et même plus.

En tout cas, la survie est au moins aussi longue qu'après la gastrostomie et le malade n'a pas subi d'opération grave.

Dans les premières années où j'ai employé ce traitement, je redoutais des accidents d'hémorragie ou des troubles produits par le courant électrique sur les nerfs qui entourent l'œsophage et sur les ganglions du cœur. Je n'ai jamais observé aucun de ces accidents et les opérations d'électrolyse linéaire peuvent être faites avec une parfaite sécurité. Je ne donne pas aux rétrécissements organiques une importance aussi grande qu'aux rétrécissements cicatriciels qui, le plus souvent, sont définitivement guéris par la même méthode. Aussi ne citerai-je que peu d'observations de rétrécissements organiques.

Rétrécissements cicatriciels.

Les rétrécissements cicatriciels sont produits, le plus souvent, par l'ingestion de liquides caustiques, qu'on boit par mégarde ou avec intention de se donner la mort. Le liquide qui produit le plus de méfaits est la solution de potasse caustique dont on se sert pour nettoyer les vieilles peintures des bâtiments. J'ai observé un cas où le liquide incriminé a été l'ammoniaque liquide. Une autre fois, c'était le perchlorure de fer liquide, puis l'acide chlorhydrique.

Ces rétrécissements produisent les mêmes symptômes que les rétrécissements organiques, et si l'on n'avait pas, pour se guider, les commémoratifs, le diagnostic pourrait offrir parfois une certaine difficulté.

Ce rétrécissement peut être unique, mais le plus souvent il y en a plusieurs. Ils peuvent être plus ou moins serrés, et occuper une plus ou moins grande étendue de l'œsophage.

Le traitement, absolument inoffensif, consiste dans l'emploi d'électrolyseurs dont la hauteur de la lame est proportionnée à la largeur du rétrécissement. Après la séance d'électrolyse, il est utile d'introduire une bougie œsophagienne, de sorte que le traitement est la combinaison de l'électrolyse linéaire et de la dilatation.

Je possède un certain nombre d'observations de guérison complète que je soumets à l'appréciation de mes collègues. Je dirai auparavant, que tous les cas de rétrécissement cicatriciel que j'ai eu à traiter ont été complètement guéris, sans retour de la maladie.

§ Ier. — Observations de rétrécissements cicatriciels guéris par l'électrolyse linéaire.

Observation I. — *Rétrécissement cicatriciel de l'œsophage guéri par l'électrolyse linéaire combinée à la dilatation.*

La malade nous fut adressée, le 8 juin 1890, par le Dr Rivière, de la Ferté-Milon, avec la lettre suivante :

« Mon cher confrère,

« J'ai dans ma clientèle une jeune fille de dix-neuf ans, qui a avalé par inadvertance, le 28 avril 1889, une gorgée de potasse d'Amérique, liquide employé par les peintres en bâtiments pour nettoyer les peintures.

« A la suite de l'absorption de ce liquide corrosif, cette jeune fille a présenté des rétrécissements de l'œsophage, l'un à la partie supérieure, et l'autre à 12 centimètres environ au-dessous du premier. Au mois de janvier, la malade a été atteinte d'influenza et, depuis, le rétrécissement a été *infranchissable*.

« Jusqu'à ce moment, elle pouvait absorber des aliments liquides et solides ; mais depuis, l'obstruction est complète.

« Je supplée à ce défaut d'alimentation directe par des lavements nutritifs ; mais l'insuffisance de ce moyen *ne tarderait pas à se manifester par une terminaison fatale.*

« En lisant dans les journaux médicaux les résultats magnifiques que vous obtenez par l'électrolyse, je prends la liberté de faire appel à votre dévouement pour essayer de sauver cette jeune malade. »

Examen de la malade le 18 juin 1900. État de maigreur extrême ; elle a à peine la force de marcher. Le découragement le plus absolu, la tristesse la plus profonde sont peints sur son visage. Ce n'est pas sans peine qu'elle se résigne à se laisser examiner. Je prends l'olive œsophagienne la plus petite, le rétrécissement l'arrête. J'introduis une petite olive de 4 millimètres de diamètre. Je prends, enfin, une bougie urétrale n° 12 de la filière Charrière et je franchis ce rétrécissement presque infranchissable.

A quelle thérapeutique aurait-on pu soumettre cette malade pour guérir son rétrécissement ?

Je n'hésite pas à le dire, on ne pouvait proposer autre chose que la *gastrostomie.* Tout le monde connaît la gravité de cette opération.

C'est donc au traitement de l'électrolyse linéaire combinée à la dilatation que j'ai soumis la malade. Dans le cas dont il s'agit, j'ai fait un nombre inaccoutumé de séances, étant donnée la longueur du rétrécissement et l'état d'induration de ses parois.

Au moyen de sondes de divers calibres, j'ai constaté les particularités suivantes : le rétrécissement avait une longueur de sept centimètres ; il était légèrement infundibuliforme dans son quart supérieure, où il avait cinq millimètres de diamètre environ ; dans le reste de son étendue, il avait un peu plus de trois millimètres de diamètre, et ses parois très rugueuses présentaient une série de saillies et de dépressions très sensibles à une petite boule de bougie exploratrice.

J'ai soumis la malade à l'examen, en présence de Dujardin-Beaumetz, qui a constaté personnellement l'état dans lequel se trouvait cette jeune fille. Cet examen a eu lieu le 23 juin 1890.

Habituellement, les rétrécissements œsophagiens nécessitent trois, quatre ou cinq séances d'électrolyse. Mais, dans le cas qui nous occupe, les parois du rétrécissement étant particulièrement indurées sur une étendue considérable, j'ai cru devoir, par extrême prudence, procéder avec la plus grande lenteur, ce dont j'ai eu à me féliciter, puisque la malade a été guérie.

La première séance a eu lieu le 24 juin. A ce moment, la malade était dans un état déplorable. Faiblesse extrême, démoralisation complète, alimentation presque nulle. Quelques gouttes de bouillon et de lait traversaient le rétrécissement, mais souvent rien ne passait, et cette malheureuse jeune fille présentait tous les symptômes de l'inanition. Le thermomètre ne montait pas au-dessus de 36°, et l'amaigrissement était tel que la malade était réduite à l'état de squelette. A l'état de santé, elle pesait 65 kilos ; aujourd'hui, elle pèse 42 kilos 500. Elle a donc maigri de 45 livres par suite de l'alimentation insuffisante. En un mot, elle a perdu plus du tiers de son poids, ce qui est considérable.

C'est dans de telles conditions que j'ai commencé le traitement. J'ai combiné l'électrolyse linéaire, la dilatation et l'alimentation artificielle.

Première séance, le 25 juin ; *deuxième séance*, le 27 juin ; *troisième séance*, le 3 juillet ; la malade a pu prendre du potage en assez grande quantité. Elle a augmenté de poids et pèse 43 kilos 500. L'état moral est déjà amélioré.

Le pouls, avant l'opération, est à 92. Nous prenons 21 éléments de la pile de Chardin, qui donnent 20 milliampères.

Même injection de la bouillie alimentaire formulée ci-dessus. On passe une bougie n° 15 de la filière Charrière.

Quatrième séance, le 3 juillet ; la malade a mangé du potage, des œufs et du fromage.

A partir de cette séance, j'ai la précaution d'électrolyser, chaque fois, un point nouveau du rétrécissement.

Injection de la bouillie alimentaire. A cette séance, j'ai pris un instrument à lame plus haute.

Cinquième séance, le 4 juillet ; amélioration très sensible. On passe une bougie n° 18. La malade pèse 47 kilos ; elle a donc augmenté de 9 livres depuis le commencement du traitement.

Sixième séance, le 7 juillet ; la malade peut manger du pain ; elle acquiert de la force. On passe la bougie n° 21.

Septième séance, le 9 juillet ; 20 éléments, 30 milliampères. Durée quarante-cinq secondes.

Huitième séance, le 11 juillet ; 20 éléments, 25 milliampères ; durée trente secondes.

Neuvième séance, le 13 juillet ; 15 éléments, 20 milliampères ; durée **trente** secondes.

La malade est plus forte ; sa santé s'améliore visiblement. Elle pèse 49 kilos ; elle a donc gagné 13 livres depuis le commencement du traitement. La peau est chaude, le thermomètre marque 37°,2 à la région axillaire. Avant l'opération le pouls est à 96. Pendant l'opération il monte à 112. La malade s'alimente beaucoup mieux. On continue l'usage de la bouillie alimentaire indiquée ci-dessus.

Dixième séance, le 16 juillet ; cette séance a eu lieu à la clinique de M. Dujardin-Beaumetz. dans son amphithéâtre, en sa présence.

Onzième séance, le 18 juillet ; 10 éléments, 15 milliampères ; durée trente secondes.

Douzième séance, le 21 juillet : 12 éléments, 25 milliampères ; durée quarante secondes.

Treizième séance, le 23 juillet ; 14 éléments, 30 milliampères ; durée trente-cinq secondes.

Quatorzième séance, le 25 juillet ; 10 éléments, 15 milliampères ; durée trente-cinq secondes.

Quinzième séance, le 28 juillet ; 10 éléments, 15 milliampères ; durée une minute.

Seizième séance, le 30 juillet ; 10 éléments, 15 milliampères ; durée une minute.

Jusqu'au 30 juillet, nous avons augmenté progressivement la hauteur de la lame de l'électrolyseur. La malade est considérablement améliorée. On passe la bougie n° 25 de la filière Charrière. Elle mange toutes sortes d'aliments, même de la salade. Il n'y a plus de dysphagie, et elle peut se mettre à table et prendre ses repas comme tout le monde.

Elle pèse 55 kilos. Elle a augmenté, par conséquent, de 25 livres depuis un mois environ.

La malade peut être considérée comme guérie.

Voilà une malade qui se trouvait, au début du traitement, dans un état lamentable, avec un rétrécissement presque infranchissable. Elle était vouée à la *gastrostomie*, car il n'est pas admissible qu'on l'eût laissée mourir sans lui prodiguer tous les secours possibles de l'art. Eh bien ! elle est guérie sans avoir eu recours à aucun instrument tranchant, sans souffrance, sans lui faire courir aucun danger, par un procédé absolument inoffensif qu'on pourrait appeler *procédé de douceur pour les rétrécissements œsophagiens.*

Il y a dix ans que cette guérison a eu lieu.

Cette jeune fille est devenue la femme de M. Ducrocq boulanger à Château-Thierry. Elle ne se sonde pas depuis un grand nombre d'années, elle est absolument guérie et se nourrit comme tout le monde.

Observation II. — *Rétrécissement cicatriciel de l'œsophage produit par l'ingestion de perchlorure de fer.*

Le Dr Caudrelier, de Tourcoing (Nord), nous adresse, le 16 février 1890, un malade, X..., âgé de 42 ans, et atteint de trois rétrécissements œsophagiens produits par la déglutition de perchlorure de fer pur, que le malade avait avalé par mégarde, croyant prendre une cuillerée de potion.

Lorsque nous avons vu X... pour la première fois, il était malade depuis deux ans ; il ne prenait que des aliments liquides, et il était dans un état de maigreur extrême.

Le premier rétrécissement siégeait à l'entrée de l'œsophage, à 18 centimètres des incisives. Le deuxième était situé à 23 centimètres, et le troisième à 36, c'est-à-dire un peu au-dessus du cardia. Ce dernier, le plus étroit, avait 5 millimètres de diamètre.

La *première opération* a eu lieu le 17 février. Nous nous sommes servi de la pile à courant continu de Chardin, prenant 19 éléments et obtenant 15 milliampères. L'électrolysation a duré une minute et demie.

La *deuxième séance* d'électrolyse a été pratiquée le 23 février; 20 éléments, 12 milliampères ; une minute de durée.

Le malade mange déjà mieux et commence à prendre des aliments solides.

Troisième séance, le 25 février ; 18 éléments, 20 milliampères; durée 30 secondes.

Quatrième séance, le 27 février ; 17 éléments, 12 milliampères; une minute de durée.

Cinquième séance, le 1er mars; 15 éléments, 16 milliampères ; une minute et demie de durée.

L'amélioration est très sensible. Repos de quelques jours, pendant lesquels le malade prend des aliments de plus en plus solides. Il augmente d'un kilo.

Sixième séance, le 11 mars; 19 éléments, 22 milliampères; une minute de durée.

On fait une *septième* et une *huitième séance*, le 13 et le 16 mars. Il va de mieux en mieux et se retire dans son pays.

Observation III. — *Rétrécissement cicatriciel de l'œsophage produit par l'ingestion d'une gorgée d'acide chlorhydrique.*

Le Dr Licke, de Maisons-Laffitte, m'adressa, en 1891, un malade affecté de rétrécissement de l'œsophage.

Le 8 octobre 1891, le nommé Braconier, mécanicien, 30 ans, avala par erreur une gorgée d'acide chlorhydrique.

Des symptômes de rétrécissement œsophagien se manifestèrent rapidement.

Je le vois pour la première fois le 3 décembre, deux mois après son accident. Le malade se nourrit seulement du lait et de bouillon.

Avant l'accident il pesait 132 livres. Le 3 décembre, il n'en pesait plus que 118.

Une bougie urétrale n° 8 passe avec difficulté. Le rétrécissement siège à 16 centimètres et demi des incisives, c'est-à-dire à l'extrémité supérieure de l'œsophage. Ce rétrécissement a une longueur de 2 centimètres environ.

Après la *première opération* d'électrolyse linéaire, qui eut lieu le 7 décembre, j'ai pu passer une bougie n° 17. Dans cette première opération, j'ai employé 22 milliampères. L'opération a duré 35 secondes.

Une *deuxième séance* fut faite le 9 décembre ; 23 milliampères, et 30 secondes de durée. J'ai pu passer la bougie 22.

Troisième séance, le 11 décembre ; 12 milliampères, durée 20 secondes, bougie 24.

La veille, le malade a pu manger des aliments solides ; il s'est nourri de choux de Bruxelles et de cervelle de mouton ; il se sent beaucoup plus fort.

Le 14 décembre, *quatrième séance ;* 20 milliampères, 25 secondes. Le malade continue à se nourrir d'aliments solides ; il pèse 121 livres.

Comme il se nourrissait convenablement, il passa quinze jours sans se soumettre de nouveau à l'électrolyse.

Le 4 janvier 1892, il pesait 127 livres.

Le 8 janvier, *cinquième séance* d'électrolyse semblable aux précédentes. Bougie n° 30.

Le 11 janvier, *sixième séance* d'électrolyse ; on passe une bougie œsophagienne de 1 centimètre 1/2 de diamètre. Il prend toutes sortes d'aliments, il est vigoureux, et il se considère comme guéri.

J'ai présenté le malade à Dujardin-Beaumetz avant de commencer le traitement par l'électrolyse linéaire.

Observation IV. — *Rétrécissement cicatriciel de l'œsophage guéri par l'électrolyse linéaire.*

Il s'agit ici d'un cas de rétrécissement accidentel vraiment exceptionnel. Le sujet est un malade atteint de syphilis tertiaire il y a quelques années, et arrivé à un tel état de délabrement, par suite des lésions diverses, nécrose des os du crâne, ulcères de la peau, carie syphilitique des cartilages du larynx, que la mort était imminente.

Le malade, âgé de 30 ans, habitait Puebla (Mexique).

En novembre 1891, il se rendit à Mexico et entra dans la maison de santé de notre savant confrère le Dr Lavista, pour y recevoir les soins immédiats que son état réclamait.

Notre confrère lui fit plusieurs opérations qui amenèrent une demi-obstruction des voies aériennes et digestives.

Quoi qu'il en soit de toutes ces opérations d'une extrême gravité, il est très important de décrire l'état local de mon malade (j'avoue n'avoir jamais vu un cas semblable, et je déclare même qu'il faut l'avoir constaté de ses propres yeux pour y croire).

M. X..., qui a fait le voyage de Paris pour guérir son rétrécissement, porte encore la canule qui a été placée, il y a trois ans, après la trachéotomie ; quoique parlant avec difficulté, il peut se faire comprendre. La déglutition est très difficile, et le malade ne peut introduire que des aliments liquides. L'amaigrissement est rapide et continu. Poids du corps : 53 kilos. Je constate ce qui suit : la langue est courte et le malade ne peut la faire sortir en dehors des incisives. La partie inférieure du pharynx forme un cul-de-sac où l'on voit une seule petite ouverture de 3 millimètres de diamètre.

Il n'y a pas d'épiglotte, il est impossible de constater la moindre ouverture du larynx.

Ce malade est vraiment un phénomène extraordinaire, attendu qu'il peut retirer sa canule pendant une heure, boucher la fistule trachéale avec son doigt et respirer par les voies supérieures.

L'orifice unique de la partie inférieure de son pharynx sert évidemment d'ouverture commune à l'œsophage et au larynx. Au delà de cette ouverture on ne peut rien voir et on en est réduit à des suppositions.

Ce qui prouve la communication des voies aériennes et digestives au-dessus de cet orifice commun, c'est que le malade expulse souvent par ce point des mucosités bronchiques.

Quand on introduit une sonde dans cette ouverture, elle pénètre tantôt dans l'œsophage et tantôt dans la trachée, ce dont on est averti par des accès de suffocation.

Et cependant, quoiqu'on n'aperçoive pas l'épiglotte, quoiqu'il soit impossible de constater la situation exacte de l'ouverture laryngienne, jamais les aliments liquides ne s'introduisent dans les voies aériennes.

L'auscultation des poumons est assez difficile, en raison de la prolongation du bruit qui se produit au niveau de la canule. Tout porte à croire, cependant, qu'il n'existe pas de lésions pulmonaires. Tel est l'état dans lequel se trouvait mon malade au moment où j'ai commencé le traitement de ce rétrécissement par l'électrolyse linéaire.

Le traitement a commencé le mercredi 12 juillet, 1890; il a été fait treize séances d'électrolyse, suivies d'introduction de sondes œsophagiennes. Les séances ont eu lieu tous les jours, moins un, jusqu'au 27 juillet, époque à laquelle le malade a été déclaré suffisamment dilaté.

Voyons quel a été le résultat obtenu et ce qui s'est passé pendant le traitement.

1re *Séance.* — Petit électrolyseur (la lame a 6 millimètres de hauteur). L'opération dure 45 secondes. L'instrument franchit le rétrécissement. Il y a eu 15 milliampères. J'ai introduit ensuite une bougie urétrale n° 18.

2e *Séance.* — Même électrolyseur; on a agi sur la paroi opposée du rétrécissement; l'opération dure 30 secondes. Bougie n° 20.

3e *Séance.* — Lame de 8 millimètres de hauteur. Même nombre de milliampères, même durée de l'opération. Bougie n° 21. L'introduction de la bougie provoque l'issue de quelques gouttes de sang. Ce sang vient avec les crachats, par la bouche, et s'écoule aussi par l'orifice artificiel fait à la trachée, et dont la canule est retirée par le malade à chaque séance.

Déjà le malade mange un peu mieux. J'avais eu l'intention de faire l'alimentation artificielle, vu l'état de maigreur de M. X...; mais cet homme, très courageux, s'est opposé à ce genre d'alimentation, affirmant qu'il avalerait, en y mettant le temps suffisant, la bouillie alimentaire que je lui avais préparée. Son poids est de 53 kilos 500.

De la troisième à la treizième séance, j'ai augmenté insensiblement la hauteur de la lame de l'électrolyseur, arrivant insensiblement jusqu'à une hauteur de 15 millimètres. Les séances ont duré entre trente et quarante secondes. La grosseur des sondes a été augmentée graduellement jusqu'à ce que j'aie passé, le 26 juillet, une bougie œsophagienne de 13 millimètres de diamètre.

Deux fois sur treize séances, j'ai fait une double opération sur les parois opposées du rétrécissement.

Le poids du malade n'a pas varié.

Il a augmenté peu à peu la quantité et la nature des aliments. Il mange du pain, du poisson et de la viande, comme une personne en bonne santé, avec cette différence qu'il est nécessaire de mastiquer longtemps les aliments qui doivent être déglutis.

Fauvel constate avec le laryngoscope une dilatation considérable de l'orifice unique qui siège à la partie inférieure du pharynx ; de 3 millimètres, cette ouverture est parvenue à 12 millimètres.

L'ouverture siège un peu au-dessus du bord supérieur du cricoïde, de sorte que l'ouverture du larynx doit se trouver immédiatement au-dessous et en avant de l'orifice du pharynx. Quand on sonde le malade avec une bougie mince, elle passe tantôt en avant, tantôt en arrière du cricoïde, ce dont on est averti par un accès de suffocation que provoque la bougie dans la trachée. Quand on introduit une bougie un peu volumineuse, celle-ci heurte souvent contre l'orifice supérieur du cricoïde, et ce n'est qu'en tâtonnant qu'on glisse en arrière du cartilage.

Le 27, le malade a complètement changé ; il mange bien, sa santé est excellente, il se prépare à partir pour l'Espagne.

Ce cas est vraiment extraordinaire. Les mots ne peuvent pas faire comprendre l'état de délabrement dans lequel se trouvait cet homme. Il fallait le voir pour croire à un tel changement.

Le malade est venu à Paris en 1899 ; il jouit d'une excellente santé.

Observation V. — *Rétrécissement cicatriciel de l'œsophage guéri par l'électrolyse linéaire.*

Dans le courant de l'été de 1896, les frères de la communauté de la rue Domrémy, étant à table, le domestique servit une bouteille d'eau de Saint-Galmier. Par malheur, il commit une erreur; la bouteille, qui avait une étiquette d'eau minérale, contenait une solution de potasse concentrée.

Le frère Pierre, qui en prit le premier, en avala une gorgée. Il se sentit brûlé, et peu de temps après l'œsophage se resserrait insensiblement, de sorte qu'après deux ou trois mois il ne prenait plus d'aliments solides. Il ne pouvait se nourrir que de lait.

Il consulta plusieurs médecins qui ne reconnurent pas son mal et qui le traitèrent pour une gastralgie. Cependant le Dr Gingeot lui passa des olives d'ivoire pendant plusieurs mois sans amener aucun résultat.

Le malade est un homme grand, âgé de 31 ans, ayant beaucoup maigri. Je le vis pour la première fois vers le 20 février 1898.

Je l'examinai avec des olives d'ivoire et je constatai la présence de deux rétrécissements œsophagiens. Le premier siégeait à l'orifice supérieur de l'œsophage, à 18 centimètres des dents incisives, et mesurait 8 millimètres de diamètre environ. L'autre rétrécissement, beaucoup plus étroit, était à 8 ou 9 centimètres du cardia; il avait seulement 4 millimètres de diamètre et il était séparé des incisives par un intervalle de 31 centimètres.

Aujourd'hui 8 mars, j'ai fait la quatrième séance d'électrolyse.

La première a eu lieu à la fin du mois de février, la deuxième le 1er mars et la troisième le 3. J'ai employé chaque fois un électrolyseur dont la lame était proportionnée à la dimension du rétrécissement.

J'ai gagné du terrain, car, aujourd'hui 8 mars, j'ai pu introduire une bougie œsophagienne de 14 millimètres de diamètre dans le rétrécissement supérieur. Quant au rétrécissement inférieur, en augmentant peu à peu la hauteur de la lame, je suis arrivé à obtenir un diamètre de 11 millimetres. J'ai pu y faire passer une bougie de 11 millimètres.

Après la deuxième séance, le frère Pierre a pu prendre des purées et mettre du pain dans son lait. Après la troisième, il avale de la viande qu'il a soin de bien mâcher. Il y avait dix-huit mois qu'il n'avait avalé ni pain ni viande.

Chaque séance d'électrolyse dure de 50 à 70 secondes. Je fais passer les lames aux quatre points cardinaux successivement, c'est-à-dire que j'use le point rétréci, d'abord à droite, dans une première séance, puis à gauche, puis en avant, enfin en arrière et ainsi de suite.

La cinquième séance d'électrolyse n'a pas encore eu lieu ; l'opération se fera après-demain, 10 mars.

10 mars. — Cette opération a eu lieu, j'ai amené le rétrécissement inférieur à une dilatation de 14 millimètres. Une bougie de 14 millimètres le traverse. Le malade se nourrit comme tout le monde, il est complètement guéri et aujourd'hui la guérison se maintient.

Observation VI. — *Rétrécissement cicatriciel de l'œsophage, sur un enfant.*

Un enfant de 5 ans a avalé, il y a un an, une gorgée de potasse des peintres. Il en est arrivé à ne plus rien avaler, ni une goutte de bouillon ni une goutte de lait.

Il habite Saint-Chamas (Bouches-du-Rhône). Sur les conseils du Dr Sauguin, de Saint-Chamas, on m'apporte le malade au commencement du mois d'août 1898. A l'exploration je constate un rétrécissement de toute la longueur du conduit œsophagien. Aucune sonde ne peut être introduite pendant le sommeil anesthésique. Seule une bougie en baleine de la grosseur d'une bougie urétrale n° 6 finit par arriver à l'estomac.

A deux reprises différentes je l'ai soumis au chloroforme et j'ai obtenu un certain degré de dilatation au moyen d'un électrolyseur extrêmement fin et construit tout exprès pour la circonstance.

Le malade est reparti au bout de cinq ou six jours, mangeant des potages, des aliments liquides et demi-liquides, mais pas encore des aliments solides.

La mère me tenait fréquemment au courant de l'état du malade. Son état s'était amélioré, mais il ne se nourrissait pas encore suffisamment.

A la fin de 1898, j'opérai de nouveau l'enfant à Marseille, dans la clinique du Dr Metaxas où il fut chloroformé. En raison de la longueur du rétrécissement qui occupe toute l'étendue de l'œsophage j'avais fait construire des instruments particuliers dont je me servis avec succès. La dilatation fut encore plus grande et l'enfant put se nourrir plus convenablement.

L'enfant grandit, il est en bonne santé et si cela devient nécessaire, on aura recours à une nouvelle intervention.

Observation VII. — *Rétrécissement cicatriciel de l'œsophage guéri par l'électrolyse linéaire.*

Le commencement de l'observation est rédigé par la malade, Mlle de Koulikowska :

« J'ai 25 ans. L'ingestion d'un demi-verre d'esprit d'ammoniaque a eu lieu le 6 février 1897.

« Les médecins on rincé l'estomac ; ils ont fait des injections de camphre.

« Pendant dix jours environ, j'ai eu *gastritis, œsophagitis, laringitis cruposa*, je ne pouvais avaler qu'avec de grandes douleurs.

« Pendant quatre ou cinq jours, on m'a donné des lavements de bouillon.

« Vers la fin de février, j'ai commencé à pouvoir prendre un peu de lait et, avec une peine inouïe, un œuf à la coque. J'ai essayé de manger du poulet, mais je n'ai pu avaler une bouchée.

« Le 5 juin, lorsque je ne pouvais plus avaler une cuillerée de liquide, une consultation de médecins décida que j'avais un *rétrécissement de l'œsophage.*

« Je me rendis chez un chirurgien qui fit passer une sonde mince comme un gros fil. Dans deux mois je pus boire et manger de la viande réduite en pulpe. Appétit prodigieux : 10 œufs par jour, bouillon, cacao, lait, etc.

« En août, mon médecin quittant Kiew, je suis allée à la campagne. L'œsophage s'est rétréci tellement que je ne pouvais rien avaler.

« Vers la moitié du mois de mai 1898, tous les jours, ou tous les deux jours, on me faisait l'élargissement mécanique qui devenait de plus en plus douloureux.

« Quand la brûlure de l'œsopaghe se cicatrisait, je sentais une douleur vers le milieu de la colonne vertébrale ; à présent, lorsque j'avale, je sens un mal cuisant à l'endroit du rétrécissement.

« Les aliments réduits en pulpe fine à force de mâcher, passent lentement ; les aliments un peu gros ne passsent pas.

« Mon poids est de 47 kilos. »

Mlle X..., de nationalité russe, est d'une petite taille, douée d'une grande énergie. Au moyen des olives exploratrices d'ivoire, je constate qu'il existe deux rétrécissements. L'un est situé à 15 centimètres des incisives, à l'extrémité supérieure de l'œsophage ; ce rétrécissement mesure 2 centimètres de long et offre un diamètre de 10 millimètres. Le second, situé à 10 centimètres plus bas, se trouve par conséquent à 25 centimètres des incisives. Ce dernier a une longueur de 3 centimètres environ, ses parois paraissent dures ; son diamètre n'est que de 6 millimètres. Ce rétrécissement est très douloureux aux olives et à la sonde, à tel point que je suis obligé, à chaque intervention, d'insensibiliser ce point avec une solution de chlorydrate de cocaïne.

Elle a passé deux mois à Paris. Pendant ce temps, j'ai fait dix-huit séances d'électrolyse linéaire et j'ai injecté dans l'estomac, au moyen d'une sonde, une bouillie alimentaire.

Le 2 août, la malade est partie, se nourrissant parfaitement. Je suis arrivé à lui passer une bougie œsophagienne de 12 millimètres environ.

Elle s'est mariée depuis et sa santé ne laisse rien à désirer.

Observation VIII. — *Guérison d'un rétrécissement cicatriciel de l'œsophage par l'électrolyse linéaire après gastrostomie.*

Le 13 avril 1899, le nommé Forest, peintre en bâtiment, 19 ans, se présente à moi : « Le 2 janvier 1899, mon patron m'offrit un verre de vin, dit-il, mais se trompant de bouteille, il me versa un verre de *potasse concentrée.* Mon œsophage se rétrécit rapidement, à tel point que je fus obligé d'entrer à l'hôpital le 2 février suivant. Je fus admis à l'hôpital Necker, dans le service du D⁻ R....

« Il fut impossible de traverser mon rétrécissement avec les bougies les plus fines, et comme je ne pouvais rien avaler, pas même des liquides, on me fit l'opération de la *gastrostomie.* A partir de ce jour, on me nourrit au moyen d'une sonde stomacale à travers laquelle on pousse les aliments au moyen d'une seringue.

« Un mois après l'opération, on a essayé, mais sans succès, de sonder le rétré-cissement de l'œsophage.

« On m'a renvoyé de l'hôpital le 9 mars et on m'a dit de revenir tous les mois à la consultation.

« Je voudrais bien savoir si mon cas serait guérissable au moyen de votre procédé. »

Depuis l'opération, le cathétérisme a été tenté plusieurs fois. Aucune bougie n'as pu franchir le rétrécissement.

J'ai vu le malade pour la première fois le 18 avril, 1899. Le cathétérisme a été laborieux ; cependant à force de patience j'ai pu faire passer une bougie en baleine de deux millimètres de diamètre.

A partir de ce jour-là, le malade est revenu dans mon cabinet de consultation deux fois par semaine en moyenne, et je lui ai fait quatorze ou quinze séances d'électrolyse linéaire. Dans ces séances multiples, j'ai employé des électrolyseurs de plusieurs calibres, en commençant par le plus petit.

Je dois dire qu'il existait deux rétrécissements très serrés : le premier à vingt centimètres des incisives, le second à trente-huit centimètres.

A chaque séance j'ai placé le pôle positif sur la face antérieure du thorax sous forme d'une plaque de zinc doublée d'une peau de chamois, l'électrode négative étant reliée à l'électrolyseur œsophagien.

La dilatation s'est opérée peu à peu, à tel point que le 1ᵉʳ juin j'ai pu introduire une bougie œsophagienne de dix millimètres.

A ce moment même, j'ai fait supprimer l'alimentation artificielle, ainsi que la sonde stomacale. Aujourd'hui 10 juin, le malade est absolument guéri, mange toutes sortes d'aliments et se nourrit comme tout le monde. Pour assurer la guérison, je continue encore les séances d'électrolyse linéaire, afin de pouvoir augmenter le calibre de la bougie œsophagienne.

A la fin de juin, j'ai pu passer une bougie œsophagienne de quatorze millimètres de diamètre.

Ce malade n'a pas eu le soin de se sonder, ainsi que je le lui avais recommandé ; il a cessé de venir me voir. J'ai appris plus tard que ses rétrécissements ont récidivé et qu'il est entré de nouveau dans un hôpital.

§ 2. — Observations de rétrécissements
organiques de l'œsophage améliorés par l'électrolyse linéaire.

Ces rétrécissements, les plus fréquents, sont dus à la prolifération d'un des éléments qui constituent les parois de l'œsophage. épithélium et tissu conjonctif principalement. Ce sont le plus souvent des *épithéliomas*.

Observation I — *Rétrécissement organique de l'œsophage. Électrolyse linéaire. Amélioration.*

Dans le n° 33 de la *Gazette des hôpitaux*, de l'année 1889, j'ai publié l'observation d'un malade qui m'était adressé par le Dr Souligoux, de Vichy, et que j'ai guéri, dans l'espace de trois semaines environ, d'un rétrécissement fibreux de l'œsophage, en employant le procédé d'*électrolyse linéaire* qui me donne de si beaux résultats dans le traitement des rétrécissements de l'urètre. Ce malade a été présenté à l'Académie de médecine par l'un de ses membres les plus éminents, M. Dujardin-Beaumetz.

Cet heureux résultat de l'application de l'*électrolyse linéaire*, qui était faite pour la première fois dans le traitement des rétrécissements du l'œsophage, a fait converger vers moi un certain nombre de malades atteints de la même affection.

Mme V..., 47 ans, m'est adressée par le Dr Lamau (d'Issy), au commencement du mois d'avril 1889, pour être traitée d'un rétrécissement œphagien. Celui-ci siège à la partie supérieure de l'œsophage, en arrière de la trachée, dans un point correspondant à la fourchette du sternum, à 18 centimètres des incisives supérieures.

Par les olives d'ivoire on constate que le point rétréci offre 1 centimètre 1/2 de longueur, et 9 millimètres de diamètre. L'olive de 10 millimètres ne franchit le rétrécissement que sous l'influence d'une assez forte pression.

La malade ne prend plus d'aliments solides ; elle se nourrit de bouillon et de lait, qu'elle avale à très petites gorgées, et très lentement. Exceptionnellement, elle peut ingurgiter un peu de potage. Elle pesait, il y a un an, 158 livres; elle en a perdu 37 jusqu'a ce jour.

Le début de la maladie remonte à sept ou huit mois environ. La malade jouit, du reste, d'une assez bonne santé.

Il n'y a pas de ganglion accusateur sur les parties latérales du cou. La malade n'a jamais rejeté de sang et les olives exploratrices n'en ramènent pas la plus petite parcelle. Le teint est bon ; quoique pâle, elle ne présente pas de teinte jaune paille spécifique.

Tous ces symptômes et la dureté des parois du rétrécissement, perçue pendant le cathétérisme, m'autorisent à penser qu'il s'agit d'un rétrécissement fibreux.

J'ai obtenu la guérison de ce rétrécissement en trois semaines, en pratiquant quatre seances d'*électrolyse linéaire*, du 11 avril au 4 mai 1889. J'ai dilaté le point rétréci de telle sorte qu'il admettait à la quatrième séance, et qu'il admet encore aujourd'hui, une bougie de Bouchard, à bout olivaire, de 19 millimètres de diamètre. Ajoutons que cette bougie n'est nullement serrée lorsqu'elle traverse le rétrécissement.

Mme V..., qui ne se nourrissait que de liquides avant le traitement, prend aujourd'hui toutes sortes d'aliments, même le pain et la viande. La déglutition se fait facilement, et la malade avale plus rapidement qu'elle ne le faisait autrefois. Mme V... a déjà augmenté de poids, elle a gagné 5 livres dans l'espace d'un mois ; son teint est devenu rosé, et son apparence de santé frappe ceux qui la connaissent.

Elle a repris des forces ; elle travaille.

11 avril. — *Première séance* d'électrolyse linéaire. On place le pôle positif sur le côté gauche du thorax. Le pôle négatif est appliqué sur le côté gauche du rétrécissement. Avec un courant de 15 milliampères, la séance dure 55 secondes. Bougie de 12 millimètres.

16 avril. — *Deuxième séance.* Pôle positif à droite du thorax, pôle négatif sur le côté droit du rétrécissement. 15 milliampères ; durée 60 secondes. Bougie de 14 millimètres.

27 avril. — *Troisième séance.* Pôle positif à gauche du thorax, pôle négatif sur la paroi postérieure du rétrécissement. 15 milliampères ; durée 60 secondes. Bougie de 15 millimètres.

La malade présente déjà une grande amélioration ; depuis quelques jours, elle prend des aliments solides.

4 mai. — *Quatrième séance.* Pôle positif à gauche du thorax, pôle négatif à gauche du point rétréci. 15 milliampères ; durée, 50 secondes. Une bougie de 19 millimètres est introduite et joue facilement dans l'œsophage.

Comme la malade mange toutes sortes d'aliments, nous la considérons comme guérie.

Observation II. — *Rétrécissement organique de l'œsophage.*
Électrolyse linéaire. Amélioration.

M. B..., âgé de 40 ans, arrive de Chambéry le 22 mai 1889, avec une note du Dr Carré, médecin en chef de l'hôpital de Chambéry.

Le malade est atteint de rétrécissement œsophagien, situé à 18 centimètres des incisives supérieures. Il a 8 millimètres de diamètre et 2 centimètres de longueur environ.

On ne constate rien, ni ganglion, ni tuméfaction dans les parties voisines, à la région du cou.

La déglutition des aliments solides est difficile, et ce n'est qu'avec de grands efforts que le malade parvient à faire passer un peu de potage. Il ne peut avaler ni pain ni viande, et il en est réduit à s'alimenter avec des liquides.

Après la déglutition, le malade ressent des douleurs sourdes au point rétréci ; il rejette fréquemment des matières glaireuses, comme la plupart des malades affectés de rétrécissement de l'œsophage.

Quoiqu'il ait perdu 22 livres de son poids depuis le début de la maladie, qui remonte à un an, l'état général est relativement bon.

Son poids actuel est de 55 kilos. Il n'y a pas de vomissement, mais seulement régurgitation des aliments qui ne peuvent pas franchir le point rétréci.

Dans la note rédigée par le Dr Carré, il est question d'un certain empâtement dans la région pylorique, et notre savant confrère aurait de la tendance à croire à l'existence d'une tumeur de mauvaise nature vers le pylore.

Les viscères sont en bon état, le pouls est lent et ne dépasse pas 60 pulsations.

Il est difficile de se prononcer sur la nature de ce rétrécissement et de préciser s'il est organique ou simplement fibreux. Ayant obtenu des résultats vraiment remarquables dans les rétrécissements fibreux, et ayant constaté une grande amélioration toutes les fois qu'il s'est agi d'un rétrécissement organique, je me suis décidé à pratiquer à ce malade l'opération de l'électrolyse linéaire.

Comme des raisons impérieuses de famille obligeaient M. B... à retourner promptement dans son pays, nous avons fait trois séances d'électrolyse très rapprochées, et nous avons amené la dilatation du rétrécissement jusqu'à permettre libre passage d'une bougie œsophagienne de 18 millimètres de diamètre.

24 mai. — *Première séance* d'électrolyse linéaire. Le pôle positif est placé sur le côté droit du thorax, le négatif sur la partie droite du point rétréci. Avec un courant des 32 milliampères, la séance ne dure que dix secondes.

Rien de particulier. Dès le lendemain, le malade peut prendre de la soupe et un peu de cervelle.

27 mai. — *Deuxième séance.* Pôle positif à gauche du thorax, pôle négatif sur le côté gauche du rétrécissement. 35 milliampères; durée 51 secondes. Après cette deuxième séance, on introduit une bougie de 16 millimètres, qui ne provoque aucune douleur.

Le lendemain, le malade se nourrit beaucoup mieux et peut déjà ingurgiter la viande et le pain bien mâchés.

29 mai. — *Troisième séance.* Pôle positif à la partie antérieure du thorax, pôle négatif à la partie antérieure du point rétréci. 36 milliampères; durée de la séance, 10 secondes. On passe avec la plus grande facilité une bougie de 18 millimètres. Le malade mange très facilement, il prend toute sorte d'aliments, il a déjà meilleure mine, son teint se colore.

Il part le soir même pour Chambéry.

Quinze jours après, il écrivait qu'il avait augmenté de 2 kilogrammes.

Observation III. — *Rétrécissement organique de l'œsophage. Électrolyse linéaire. Amélioration.*

M. L... me fut adressé en novembre 1890, par un de nos confrères de Lisieux.

Le malade, âgé de 52 ans, avait perdu, depuis le mois de juin, époque du début des symptômes, 20 livres environ de son poids. La dysphagie, unique symptôme de son rétrécissement, avait fait des progrès insensibles, de sorte que le malade n'avalait plus que des liquides, et en petite quantité. Cet homme s'est mis entre mes mains après un examen fait par le Dr Lucas-Championnière.

L'examen de l'état local me fait découvrir un rétrécissement à 23 centimètres des incisives. Aucune olive exploratrice en ivoire ne peut franchir le point rétréci. Je parviens cependant à y faire pénétrer une bougie en baleine correspondant au n° 10 des sondes urétrales de la filière Charrière.

Les parois du rétrécissement sont dures, sur une longueur de 4 à 5 centimètres, avec des rugosités manifestes au niveau du point rétréci.

Chaque fois qu'une bougie a été introduite, le malade a rendu un peu de sang. Une fois même, la quantité de ce liquide a pu être évaluée à 125 grammes environ.

Il s'agissait évidemment d'un néoplasme ayant végété dans les parois de l'œsophage.

Le pronostic de cette maladie, au moment où j'ai commencé le traitement, était des plus graves. Le malade ne se nourrissait plus, aucun aliment ne passait, sa température était au-dessous de la normale, l'affaiblissement était très grand. Depuis le 8 décembre, jour de la première opération, jusqu'à la fin du même mois, l'état du malade s'est considérablement amélioré. Aujourd'hui, après un mois de traitement, le rétrécissement œsophagien admet des bougies de 12 millimètres de diamètre, et le malade prend des aliments solides, même de la viande; il a augmenté de 1 kilogramme.

L'électrolyse a donc été favorable à cet homme, et l'on peut affirmer qu'à l'heure actuelle il ne vivrait plus si l'on n'avait pas eu recours à ce moyen. Il est certain que des incisions, œsophagotomie, si superficielles qu'on puisse les concevoir, n'auraient pas amené un tel résultat, et qu'elles auraient été pleines de danger. La sonde à demeure n'aurait pas été supportée probablement, et n'aurait pas donné une telle amélioration dans un si court espace de temps. Nous ne parlons pas de la gastrostomie, procédé barbare *in extremis*, qui devrait être rayé du cadre des opérations chirurgicales.

M. L... a subi quatre opérations d'électrolyse, les 8, 14, 17 et 29 décembre. Chaque fois, l'opération dure un tiers de minute environ. Elle a été pratiquée avec 20 milliampères la première fois, 23 la deuxième, 22 la troisième et 45 la quatrième. L'opération n'a jamais été douloureuse. Une cinquième séance a eu lieu le 5 janvier, et le malade a pu retourner dans son pays, considérablement amélioré.

§ 3. — Observations de rétrécissements fibreux traités
par l'électrolyse linéaire.

Observation I. — *Rétrécissement fibreux de l'œsophage suite d'inflammation, traité par l'électrolyse linéaire et la dilatation.*

T..., 34 ans, domestique à Versailles, vint me consulter le 14 mai 1889.

Le malade se plaint uniquement de dysphagie ; les aliments solides et même les liquides passent difficilement. Vers le milieu du repas il est obligé de se livrer à des mouvements de contorsion extraordinaires pour parvenir à compléter la déglutition. A la fin du repas il est obligé de boire un grand verre d'eau pour faire descendre dans l'estomac les aliments accumulés au-dessus du point rétréci. Cet état date d'une quinzaine d'années. Ce qui tourmente surtout cet homme, c'est d'être l'objet de la curiosité des personnes avec lesquelles il est appelé à manger à table.

L'examen de l'œsophage, au moyen des olives, me fait constater la présence d'un rétrécissement de 12 millimètres de diamètre et de 2 centimètres de longueur, siégeant à l'orifice supérieur de l'œsophage.

Le 18 *mai* je lui fais une *première séance* d'électrolyse linéaire, pendant laquelle j'ai été fortement gêné par les mucosités œsophagiennes très abondantes qui venaient remplir le pharynx : pôle positif en avant du thorax, lame de l'électrolyseur à droite : 12 éléments, 12 milliampères, durée de l'opération, dix secondes.

25 mai. — *Deuxième séance.* L'opération a lieu à gauche : 12 éléments, 5 milliampères, durée dix secondes (le malade ne tolère pas facilement l'électrolyseur). Amélioration notable.

28 mai. — *Troisième séance.* L'opération a lieu du côté droit et en arrière : 14 éléments, 10 milliampères, durée 10 secondes.

1ᵉʳ juin. — *Quatrième séance.* Opération à gauche : 16 éléments, 20 milliampères, durée 35 secondes.

8 juin. — *Cinquième séance.* Opération à droite et en avant : 15 éléments, 32 milliampères, durée douze secondes ; quelques gouttes de sang.

Le malade est revenu trois ou quatre fois depuis pour se faire électrolyser de nouveau. L'amélioration a été telle que les bougies les plus grosses pouvaient passer.

Ce malade n'a pas trouvé de bougies assez volumineuses chez les fabricants ; il en a fait fabriquer une en caoutchouc, de 25 millimètres de diamètre, qu'il introduit tous les jours.

Je ne l'ai pas revu depuis cette époque, mais je suppose que la guérison a été complète.

Vers la fin du traitement, il se plaignait encore cependant d'un certain degré de dysphagie ; il est probable que cela tenait à la dilatation située au-dessus du rétrécissement, dilatation qui demande un certain temps pour diminuer de calibre, après la dilatation du point rétréci.

Nota. — Il ne s'agit pas ici évidemment d'une lésion organique de l'œsophage ni d'un rétrécissement cicatriciel survenu à la suite de brûlure par liquide caustique. C'est bien là un de ces cas de rétrécissement inflammatoire sur lequel j'appelle l'attention.

Observation II. — *Rétrécissement fibreux de l'œsophage traité par l'électrolyse linéaire combinée à la dilatation.*

Q..., 22 ans, m'est adressé en octobre 1890 par mon savant confrère le Dr Bilhaut.

Ce malade souffre depuis trois ans de dysphagie, qui a augmenté considérablement dans ces derniers temps.

La déglutition est difficile, et les aliments solides passent avec difficulté ou ne peuvent pas passer du tout : la soupe, par excellence ne passe pas. Quand il prend son repas, les aliments s'accumulent au-dessus du point rétréci, et il est obligé de boire à trois reprises différentes, à chaque repas, pour amener la déglutition. Avant de boire, il sent une gêne énorme au-dessus du pharynx, et il ne pourrait pas continuer son repas s'il ne buvait pas assez abondamment. La bouche se remplit souvent et, subitement, par régurgitation, de mucosités œsophagiennes épaisses que le malade crache fréquemment.

J'examine ce malade au moyen des olives d'ivoire et je constate la présence de deux rétrécissements ayant chacun 10 millimètres de diamètre.

Comme il a été nécessaire de pousser l'olive avec un peu de force, je pense être dans le vrai en donnant à ces rétrécissements un diamètre de 8 millimètres.

Le premier est situé à 19 centimètres des incisives, c'est-à-dire vers la fourchette du sternum. Le second occupe l'extrémité inférieure de l'œsophage; il est situé à 40 centimètres des incisives; il a une longueur de 2 centimètres.

Ce jeune homme est de grande taille, il a peu maigri, il ne souffre pas et il se plaint uniquement de dysphagie.

Je lui fais la *première séance* d'électrolyse linéaire, le 17 octobre 1890, il y aura bientôt dix ans. 17 éléments de la pile de Gaiffe donnent 8 milliampères; l'opération dure une demi-minute. La plaque du pôle positif a été placée sur le côté droit du thorax. La lame de l'électrolyseur a été mise en contact avec le côté droit des rétrécissements.

20 *octobre.* — *Deuxième séance* : 18 éléments, 5 milliampères, durée 15 secondes, le malade ne tolérant pas l'instrument.

Pôle positif à gauche du thorax, pôle négatif sur le côté gauche du rétrécissement.

22 *octobre.* — *Troisième séance* : 18 éléments, 5 milliampères, durée demi-minute, pôle positif et électrolyseur à droite.

27 *octobre*. — *Quatrième séance* : 18 éléments, 10 milliampères, durée demi-minute. L'opération a eu lieu à gauche.

Il y a, après cette séance, une amélioration notable. On passe avec facilité une bougie œsaphagienne de 13 millimètres de diamètre. Le malade mange de la soupe et plusieurs autres aliments qu'il ne pouvait déglutir autrefois. La dysphagie a diminué et la quantité d'eau nécessaire pour faciliter la déglutition est devenue beaucoup moindre.

29 *octobre*. — *Cinquième séance* : 18 éléments, 8 milliampères, durée trois quarts de minutes. L'opération a eu lieu à droite.

31 *octobre*. — *Sixième séance*. L'opération d'électrolyse linéaire est faite à gauche : 18 éléments, 3 milliampères, durée trois quarts de minute.

7 *novembre*. — *Septième séance*. L'électrolyse est faite du côté opposé. On remarquera du reste, que je n'opère jamais deux fois de suite du même côté : 18 éléments, 25 milliampères, durée demi-minute.

12 *novembre*. — *Huitième séance* : 20 éléments, 30 milliampères, durée demi-minute.

Après la huitième séance l'amélioration est considérable. On passe des bougies de 16 millimètres de diamètre. La déglutition est encore légèrement gênée, cependant le malade mange toutes sortes d'aliments avec facilité.

8 *juin* 1891. — Le malade revient : l'amélioration a persisté, mais il voudrait se débarrasser d'un petit reste de dysphagie qui n'a jamais disparu. On lui fait une neuvième séance d'électrolyse linéaire : 18 éléments fournissent 25 milliampères, l'opération dure demi-minute; on passe une bougie œsophagienne de 16 millimètres.

Observation III. — *Rétrécissement inflammatoire fibreux de l'œsophage, traité par l'électrolyse linéaire et la dilatation.*

Voici un autre exemple de rétrécissement assez analogue aux précédents. Ce cas est surtout intéressant au point de vue de la lésion. Le malade a succombé depuis son traitement à une maladie de vieillesse.

Angelo, 78 ans, est le père d'un ancien confrère qui a succombé il y a quelques années.

Ce malade est venu me trouver vers la fin de décembre 1890, se plaignant d'une dysphagie toute spéciale. Ce charmant vieillard, extrèmement maigre, me raconta qu'il était atteint de dysphagie depuis une vingtaine d'années. Il se nourrissait suffisamment pour vivre, et il venait à pied, à chaque visite, des Batignolles, où il habitait. Il prenait toutes sortes d'aliments à condition que ceux-ci fussent liquides.

Quant aux aliments solides, ils ne pouvaient généralement pas passer. Ce brave homme avait une prédilection pour le bœuf bouilli, et c'est précisément cet aliment qui ne pouvait jamais traverser son rétrécissement. C'était pour lui une préoccupation constante; il jugeait de l'amélioration de son rétrécissement par la plus ou moins grande facilité avec laquelle passait le bouilli de bœuf.

Ce rétrécissement avait ceci de spécial qu'il y avait un élément spasmodique, et que la contraction des fibres circulaires de l'œsophage jouait un rôle évident, car, de temps en temps, ce rétrécissement devenait plus étroit sous l'influence de causes variées, telles que contrariétés, mauvaises nouvelles, etc.

Au moyen des olives d'ivoire, j'ai constaté chez ce malade la présence d'un seul rétrécissement siégeant à 25 centimètres des incisives, au niveau de la troisième vertèbre dorsale. Le rétrécissement admettait, en forçant un peu, une olive de 1 centimètre de diamètre, il avait une longueur de 2 centimètres 1/2 environ.

Une première séance d'électrolyse linéaire a été faite le 3 novembre 1850, avec 15 éléments de la pile de Gaiffe et 20 milliampères, pendant une minute.

L'amélioration apportée a été si grande, dès la première séance, que ce malade est resté pendant trois semaines sans dysphagie.

Il est revenu au bout d'un mois, réclamant une nouvelle séance qui a amené un soulagement aussi marqué que la première fois.

Voici comment a été traité ce malade: pendant les années 1891 et 1892, il est venu se faire passer l'électrolyseur une vingtaine de fois, étant amélioré après chaque opération, et revenant chaque fois qu'il éprouvait un peu de dysphagie. De cette façon, il a fort bien vécu, se nourrissant parfaitement, et pouvant s'offrir le plaisir de se nourrir avec son mets favori.

N. B. — J'ai cru pendant longtemps être le père du procédé du traitement des rétrécissements de l'œsophage par l'électrolyse. J'étais dans l'erreur, comme j'ai pu m'en convaincre l'année dernière en lisant l'article suivant dans la *Semaine médicale* de 1886, page 319.

« **Traitement des rétrécissements par l'électrolyse.** — M. Strœn, interne dans le service de M. le professeur Hjort (de Christiania), lit un travail sur le *traitement des rétrécissements par l'électrolyse*. Se basant sur une série d'observations cliniques et expérimentales, il recommande ce traitement contre les rétrécissements de l'urètre et de l'œsophage; mais il importe, dit-il, de ne pas employer une force électro-motrice supérieure à 4 milliampères de ne pas prolonger la séance au delà de dix minutes et de se servir d'électrodes munies de sondes conductrices.

« Si l'on compare les effets de ce traitement avec ceux que donnent l'urétrotomie et l'œsophatogomie interne, on remarque que l'électrolyse détermine de bien faibles douleurs, est absolument inoffensive et semble produire un résultat plus durable.

« M. Hjort annonce que la malade opérée par lui pour un rétrécissement de l'œsophage et présentée au Congrès international de Copenhague, se trouve actuellement dans le meilleur état, sans jamais avoir présenté la moindre rechute. Il recommande d'avoir recours à l'électrolyse dans tous les cas où ce mode de traitement peut être appliqué, mais à la condition d'employer toujours un galvanomètre. (13° Congrès méd. Scandinave, Christiania 1886.) »

Cette observation est convaincante, et il est vraiment extraordinaire qu'elle ait passé inaperçue.

Elle est identique à celle que je cite dans ce travail.

Il est bon de remarquer, cependant, qu'il n'est pas question de l'électrolyse linéaire dans cet article. Il se pourrait donc que le procédé d'électrolyse du professeur Hjort fût différent du mien.

Quand, en 1889, Dujardin-Beaumetz présenta à l'Académie de Médecine, un malade guéri, par mon procédé, d'un rétrécissement œsophagique cicatriciel, il s'exprima en ces termes :

« J'ai l'honneur de présenter à l'Academie un malade guérï par M. Fort d'un rétrécissement œsophagien au moyen de l'électrolyse linéaire.

« Le malade de M. Fort, mourant d'inanition, prenait à peine quelques gouttes de bouillon ; depuis qu'il a subi l'électrolyse linéaire il mange toutes sortes d'aliments. A son arrivée à Paris, il pesait 114 livres ; il en pèse aujourd'hui 123. *C'est la première fois qu'on applique l'électrolyse linéaire aux rétrécissements de l'œsophage.* Le succès a été complet. » (*Gaz. des Hôpitaux*, 4 mars 1889.)

CONCLUSIONS

—

Les malades atteints de rétrécissement œsophagien peuvent être classés selon trois catégories, que j'indiquerai dans l'ordre suivant.

1° Ceux qui sont atteints de *rétrécissement cicatriciel*, dont les cicatrices œsophagiennes ont été produites par l'ingestion de quelque liquide caustique comme la potasse, l'ammoniaque, la perchlorure de fer, l'acide chlorhydrique, pour ne parler que de ceux dont il a été question dans nos observations.

2° Ceux qui sont affectés de *rétrécissement organique*, les plus fréquents malheureusement, et contre lesquels la chirurgie est impuissante.

3° Ceux qui ont un *rétrécissement fibreux*, suite d'inflammation, que j'ai ainsi nommés pour les distinguer des cicatriciels et des organiques, et qui constituent une catégorie à part, fort peu connue et qu'il ne faut pas confondre avec les deux autres. Chez ces malades, le rétrécissement constitue une gêne plutôt qu'une véritable maladie.

Ces rétrécissements se font remarquer par leur longue durée et leur peu de gravité.

— Lorsqu'un malade, affecté de rétrécissement œsophagien, qu'il soit cicatriciel ou organique, est arrivé à ne plus se nourrir que d'aliments liquides, il est de règle de lui proposer la *gastrostomie*.

Cette opération est fort grave. Non seulement elle est pleine de dangers, mais encore elle ne donne que peu de survie aux malades. Enfin dans les cas très rares ou le malade guérit, il est soumis à un mode d'alimentation anti-physiologique.

Par mon procédé on guérit définitivement les *rétrécissements cicatriciels* et *fibreux*, suite d'inflammation ou d'ingestion de liquides caustiques.

On améliore les rétrécissements organiques, on les dilate suffisamment pour permettre l'alimentation directe, et on donne ainsi de la survie au malade.

Paris. — Imp. G. Maurin, rue de Rennes, 71.

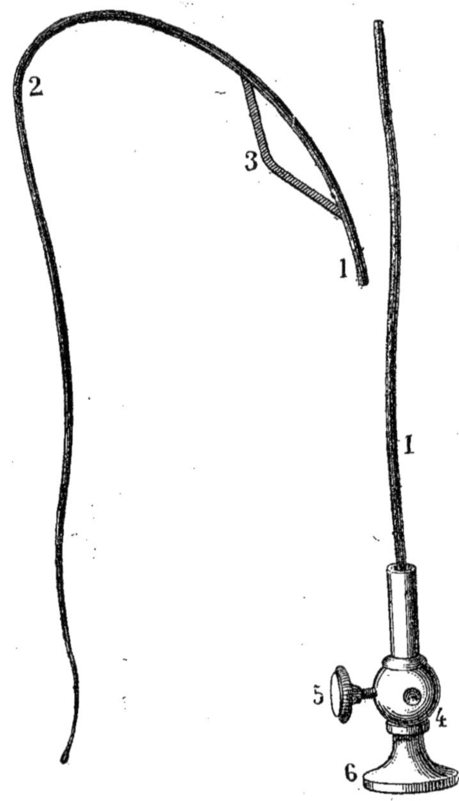

Fig. 2. — Électrolyseur Fort (ancien modèle).

Le nouveau modèle possède deux fils métalliques au lieu d'un.

1, 1. Tige métallique souple, complètement isolée, à laquelle on peut donner une courbure voulue. — 2. Extrémité conductrice de l'électrolyseur. — 3. Lame de platine par où se dégage le fluide électrique. — 4. Ouverture destinée à recevoir l'électrode négative. — 5. Vis destinée à la fixer. — 6. Bouton sur lequel on appuie légèrement le bout de l'index.

Paris. — Imprimerie G. Maurin, 71, rue de Rennes. — 8-1900.

www.ingramcontent.com/pod-product-compliance
Ingram Content Group UK Ltd.
Pitfield, Milton Keynes, MK11 3LW, UK
UKHW021036120726
13693UKWH00005B/2324